Docteur Édouard FABRE

ESSAI

SUR

L'ENCÉPHALOCÈLE

MONTPELLIER
IMPRIMERIE CENTRALE DU MIDI
(HAMELIN FRÈRES)
—
1895

ESSAI

SUR

L'ENCÉPHALOCÈLE

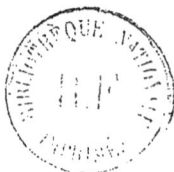

PAR

Édouard FABRE

DOCTEUR EN MÉDECINE

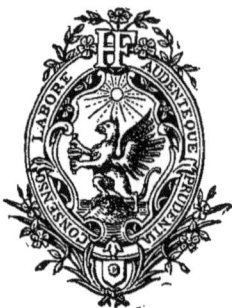

MONTPELLIER
IMPRIMERIE CENTRALE DU MIDI
(HAMELIN FRÈRES)
—
1895

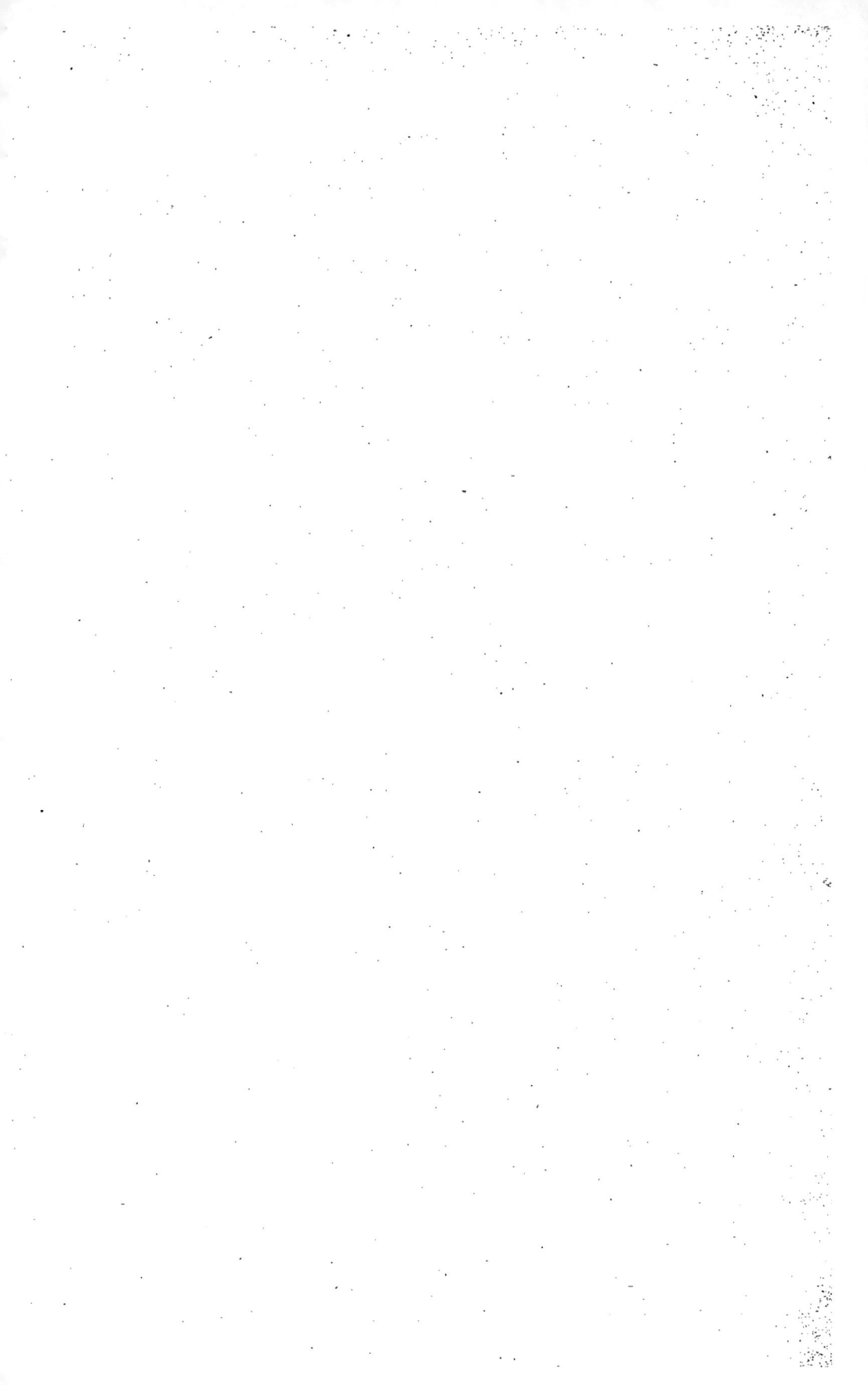

A MON PÈRE ET A MA MÈRE

A MES PARENTS

E. FABRE.

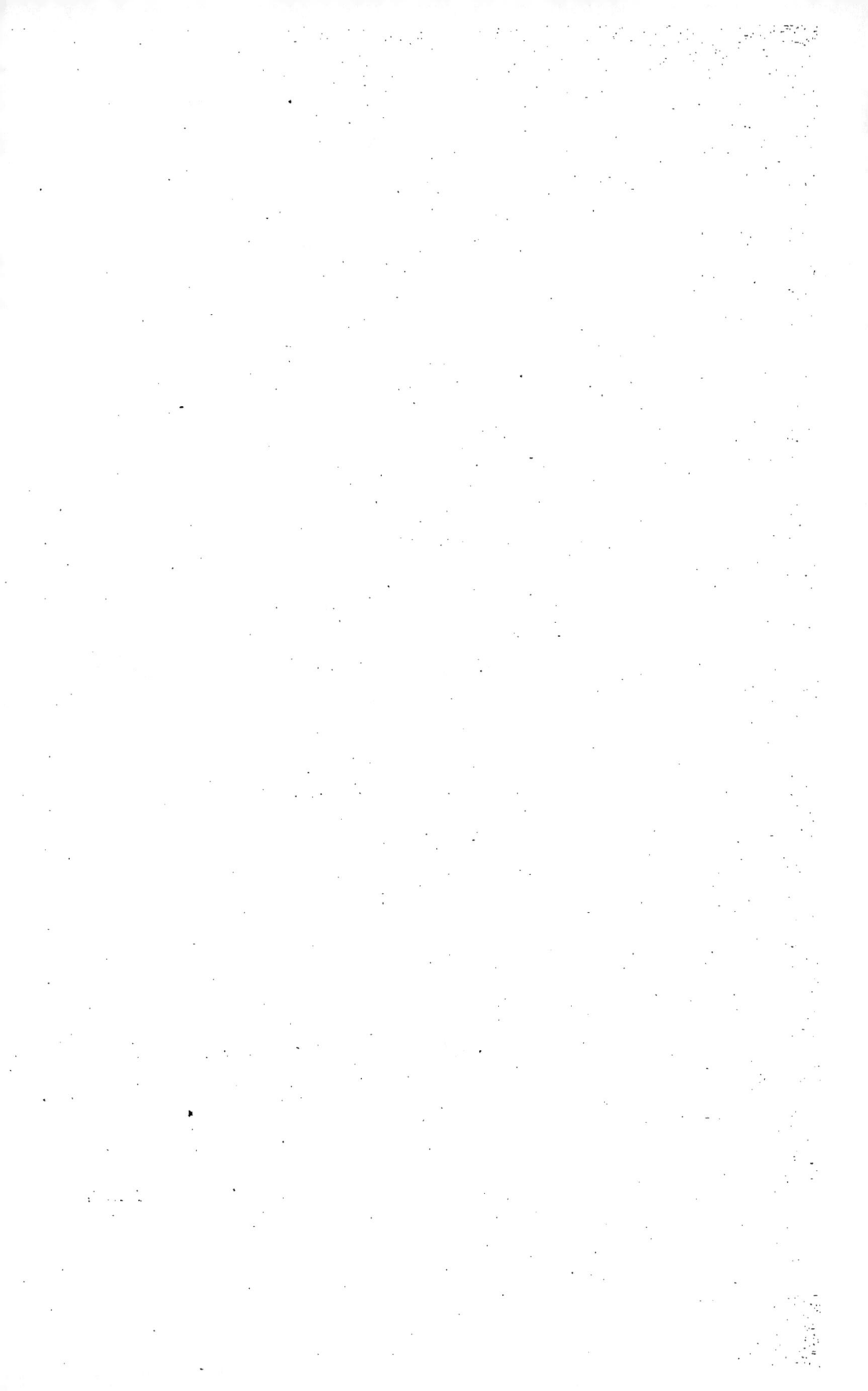

A MES MAITRES

A MES AMIS

E. FABRE.

INTRODUCTION

———

Ayant eu la bonne fortune d'observer, dans le service de M. le professeur Grynfeltt, un cas particulièrement intéressant d'encéphalocèle, nous avons, sur ses conseils, cru devoir en faire le sujet de notre thèse inaugurale.

Bien que, dans la pratique, les exemples de ces tumeurs soient peu fréquents (nous n'avons pu recueillir que l'observation de M. le professeur Grynfeltt), nous avons été d'avis de résumer dans notre modeste travail les diverses opinions émises par les auteurs qui nous ont précédé dans l'étude de cette question si vivement controversée.

Notre travail comprend d'abord un historique rapide de la question; ensuite, la deuxième partie comprend l'anatomie pathologique, la pathogénie et l'étiologie pathologique. Nous terminons enfin par la partie clinique (symptomatologie, diagnostic, pronostic et traitement), et nous posons nos conclusions.

Entre la deuxième et la troisième partie, il nous a paru bon d'ajouter quelques particularités relatives aux obstacles apportés à l'accouchement par ce genre de tumeurs.

Nous saisissons avec empressement l'occasion qui nous est offerte d'apporter notre tribut de remerciements à M. le professeur Grynfeltt, qui a bien voulu accepter la présidence de notre thèse et faciliter notre tâche.

Que M. le professeur Granel reçoive l'expression de notre plus vive gratitude pour les encouragements qu'il n'a cessé de nous prodiguer.

Nous n'aurons garde d'oublier M. le professeur agrégé Lapeyre pour la bienveillance qu'il nous a témoignée pendant tout le cours de nos études.

ESSAI

SUR

L'ENCÉPHALOCÈLE

PREMIÈRE PARTIE

I

HISTORIQUE

L'encéphalocèle paraît avoir été connue depuis fort long-temps. Un passage de Celse cité par Boyer nous semble le prouver.

Albucassis et P. d'Egine paraissent aussi en avoir eu quelque notion.

Au moyen âge, on se représente ces sortes de tumeur sous la forme de priape, de scrotum, et Ambroise Paré raconte dans ses œuvres l'histoire du fameux monstre de Turin qui portait une corne sur la tête.

Ce n'est guère qu'au XVIIIᵉ siècle, dans les travaux de Ledran, de Corvinus (1749) et de Ferrand qu'on trouve, pour la première fois, les expressions d'encéphalocèle et d'hydren-céphalocèle. Mais la plupart de ces auteurs confondent l'encéphalocèle avec beaucoup d'autres tumeurs crâniennes, entre autres le fongus de la dure-mère. Ledran, ayant observé une tumeur congénitale au niveau d'un des pariétaux, avait cru à une hernie cérébrale. La suite démontra que c'était un céphalœmatome qui guérit bientôt. Corvinus publie un travail dans lequel il émet cette idée, reproduite un peu plus tard par Salleneuve, que l'encéphalocèle avait pour origine une hydropisie ventriculaire ou arachnoïdienne qui refoulait la masse cérébrale et la forçait à se faire jour à travers les sutures ou les fontanelles non ossifiées.

Au XIXe siècle, on trouve d'abord les travaux de Nægelé et F. Cloquet, qui, malgré l'insuffisance des éléments dont ils disposent, essaient d'élucider un peu cette question. A peu près à la même époque, Meckel définit l'encéphalocèle une portion du cerveau faisant saillie au dehors, couverte ou non par les téguments. Cette hernie survient à la suite d'une congestion de sérosité dans l'intérieur de l'organe céphalique s'effectuant par une des fissures temporaires, telles que les fontanelles. Ce n'est guère qu'après les travaux de Geoffroy Saint-Hilaire, de Serres, d'Otto, de Vrolik, de Cruveilhier, de Rokitansky, de Virchow, que l'anatomie pathologique de la tumeur commence à être bien connue.

Vers la même époque apparaissent une foule de mémoires qui, quoique incomplets, contribuent néamoins à éclairer quelque peu ce sujet. Citons les mémoires de Niemeyer, de Breschet, de Robert Adams, de Nivet, de Dezeimeris, et enfin les esquisses de W. Lyon, de Moreau et Velpeau, de Walmann et surtout de Malgaigne.

Le principal travail de l'époque sur la question est celui de Spring, paru quelque temps après l'excellent article du Compendium de chirurgie. On savait déjà que ces hernies ne présentaient pas toutes la même constitution. Spring, en 1854, admet trois variétés :

1° L'encéphalocèle,

2° L'hydrencéphalocèle,

3° La méningocèle.

Cette distinction est devenue classique.

Il y ajoute une autre catégorie, la synencéphalocèle, sans distinction de composition, qu'il définit ainsi : « Toute hernie qui, sur une partie plus ou moins grande de sa surface, a contracté une adhérence avec le placenta, le cordon ombilical ou les membranes de l'œuf. » Ce qu'il y a de remarquable dans sa théorie, c'est qu'il établit une origine distincte pour chaque variété. L'hydrencéphalocèle résiderait pour lui dans une hydropisie limitée des cavités ventriculaires (cornes des ventricules du cerveau) qui amènerait l'usure de la paroi osseuse et par suite la protusion partielle de la portion de l'encéphale devenue kystique.

Pour expliquer la méningocèle, il imagine, comme le pensait déjà Malgaigne, une inflammation circonscrite des méninges. La collection liquide aurait lieu dans l'arachnoïde. La pression exercée par cette hydropisie produirait à la longue la résorption de cette portion du crâne et la hernie de la dure-mère. Plus tard, la masse cérébrale s'engagerait dans ce sac herniaire et viendrait remplacer la sérosité. Peu à peu il se formerait l'encéphalocèle proprement dite. C'est la théorie qu'avait déjà préconisée R. Adams.

Houël, en 1859, dans son mémoire remarquable, considère cette théorie comme trop absolue. Il n'admet que deux variétés : l'encéphalocèle et l'hydrencéphalocèle. Quant à la méningocèle, il en conteste l'existence. Comme on le voit, ces deux théories offrent peu de divergences. Ces auteurs, en effet, admettent que l'orifice par où s'engage la tumeur serait toujours accidentel.

Bientôt après suivent une foule de mémoires français et anglais qui se sont pour la plupart inspirés de Spring. Ce sont ceux de Radier, Charier, Giraldès, de Saint-Germain, Lawrence, Holmes.

Enfin, dans ces dernières années, Le Courtois, dans sa thèse, essaie de combattre la théorie devenue classique, et est suivi bientôt dans cette voie par Leriche, dans son travail sur le *Spina bifida crânien*. En Allemagne, nous trouvons aussi un certain nombre de travaux. Ce sont ceux de Bruns, de Walmann, Talko, Heinecke.

Nous ne pouvons passer sous silence le mémoire très étudié de Larger, où l'on trouve une bonne critique et une bibliographie de toutes les observations parues jusqu'alors. Dans cette étude remarquable, il comprend sous le même nom les quatre tumeurs qui avaient été prises par Spring pour quatre affections différentes, et admet pour toutes une même origine.

Après lui, certains auteurs, Hirchsprung, Küster, Werler, se fondant sur la coexistence de l'encéphalocèle et de la microcéphalie, ont pensé que c'était la synostose prématurée de quelques sutures qui obligeait le cerveau à se développer à l'extérieur à travers les interstices non encore ossifiés.

Pour Ackermann, l'encéphalocèle et l'hydrencéphalocèle sont deux états très opposés. D'après lui, les causes de cette affection seraient la microcéphalie et l'excès de pression dû à l'expansion de l'encéphale dans la croissance.

« L'encéphalocèle est due à l'issue de la substance encéphalique par une lacune préexistante du crâne osseux, issue déterminée par l'augmentation du volume résultant de la croissance ou par le poids de l'organe lui-même. L'hydrencéphalocèle, au contraire, se développe lorsqu'une partie de l'encéphale distendue par une hydropisie s'oppose à la réunion des parois crâniennes ou les perfore pour s'échapper sous forme de hernie par cette perforation. »

Le premier est dû à une diminution, le second à une augmentation de la pression intra-crânienne.

Cette théorie, basée sur un état pathologique tendant à diminuer la solidité des parois crâniennes, avait été déjà soutenue par Corvinus, et reprise par Niemeyer et Klementowsky. Pour ceux-ci, l'encéphalocèle est une hernie qui peut se produire à des stades assez avancés de la vie fœtale ou même après la naissance.

Aujourd'hui, la plupart des auteurs tendent plutôt à se placer au point de vue tératologique et rapportent à une phase beaucoup plus jeune de la vie embryonnaire l'origine des fissures céphalo-rachidiennes à leurs divers degrés. On trouve dans leurs pathogénies l'influence des idées régnantes au sujet de l'origine et du développement du névraxe.

Virchow a beaucoup insisté sur les liens de parenté de l'anencéphalie, de l'hydrencéphalocèle et du spina bifida.

Dareste et I.-G. Saint-Hilaire avaient déjà montré que les différents types de la pseudencéphalie forment les termes correspondants de deux séries parallèles. Ils ont aussi montré l'analogie entre les différentes formes de l'encéphalocèle.

Himly, Serres, avaient aussi soutenu depuis fort longtemps que c'était un arrêt de développement des parois crâniennes qui laissait béantes les cavités destinées à loger le névraxe.

Pour Meckel, Tiedmann, on devait rapporter l'anencéphalie à la persistance d'une disposition anatomique se rencontrant au cours de phénomènes embryologiques : « tout cerveau, toute moelle épinière ont un commencement, qui est l'état ordinaire et permanent des anencéphales. »

I.-G. Saint-Hilaire s'était exprimé à peu près pareillement : « Ce ne sont pas les viscères qui quittent des cavités existantes, mais des viscères qui demeurent au lieu même de leur production, autour desquels aucune cavité ne se forme. » Pour lui, il n'y a jamais eu hernie, mais, comme le dit Larger, une exencéphalie remontant à l'époque de l'occlusion du crâne primitif.

Aujourd'hui, tous les auteurs ont presque abandonné la théorie de Spring et se sont rangés à l'opinion de G. Saint-Hilaire. Nous la retrouvons dans le savant mémoire de Berger de la *Revue de chirurgie*. L'auteur, s'appuyant sur l'examen histologique de deux tumeurs, expose des considérations nouvelles sur l'origine de l'affection. Tout en admettant que l'encéphalocèle est une ectopie partielle de l'encéphale, il essaie de prouver, d'après les deux cas examinés par M. Ranvier, que la tumeur paraît provenir d'une hypertrophie circonscrite des vésicules cérébrales primitives qui constituent par bourgeonnement une protubérance exencéphalique. Celle-ci s'oppose au complet développement du crâne membraneux et à son ossification au point qui lui correspond. Pour lui, il n'y a jamais eu hernie, c'est ce que nous démontrerons.

Nous voyons par cet historique combien sont nombreuses les théories soutenues pour expliquer l'origine de l'encéphalocèle et combien il sera difficile de donner une théorie qui convienne à tous les cas.

II

OBSERVATION

La nommée X..., âgée de trente-sept ans, ménagère, veuve depuis treize mois, entre à la Maternité le 24 novembre 1894. Son squelette est bien conformé et sa santé habituelle est bonne. Pas d'antécédents pathologiques : le père et la mère sont vivants. Elle a été réglée pour la première fois à quinze ans, sans douleurs. Cinq grossesses antérieures ont été suivies de cinq accouchements normaux. Les deux premiers enfants et le quatrième sont vivants : le troisième est mort quelques jours après la naissance, le cinquième également à l'âge de quatre ans, de la tuberculose comme son père.

Dernière apparition des règles le 25 mars 1894. Date possible du coït fécondant le 10 avril. Époque des premiers mouvements actifs, mois d'août. Grossesse normale.

Apparition des premières douleurs, le 4 janvier 1895 à une heure du matin. Présentation du sommet en O. I. G. A. Contractions utérines intenses, mais espacées. Rupture des membranes le 5 janvier à trois heures du matin. Dilatation complète à quatre heures et demie. Expulsion spontanée à cinq heures du matin d'une fille. Délivrance naturelle dix minutes après l'accouchement. Suite de couches physiologiques.

L'enfant, du poids de 3 kil. 500, présente au niveau de la racine du nez une tumeur du volume d'une noix. Elle paraît être divisée en deux lobes par un léger sillon sur lequel on remarque la trace d'une bride amniotique. L'aspect de cette tumeur est bleuté et présente à sa surface un léger duvet. A la palpation, on remarque que le lobe droit est réductible. En refoulant le liquide, on sent bien le trou osseux qui a une direction transverse et qui correspond à la suture fronto-nasale. Du côté gauche, le lobe est plus volumineux, mais n'est pas réductible. Le liquide est superficiel, mais plus profondément on sent la présence d'une substance plus dure à la partie postéro-inférieure, qui est probablement l'hémisphère cérébral. Quand on comprime la tumeur, on ne provoque pas de convulsions. L'enfant ne crie pas, mais s'assoupit. Dans l'expiration, la tumeur paraît se tendre légèrement ainsi que lorsqu'il pleure. Il éprouve une grande difficulté à soulever la paupière supérieure. En examinant les autres parties du crâne, on remarque une deuxième tumeur moins saillante mais plus étalée sur la pointe de l'occiput, au niveau de la fontanelle postérieure.

L'enfant diminue de volume jusqu'au cinquième jour, il augmente à partir de ce moment-là. Chute du cordon au septième jour. Les deux tumeurs semblent avoir légèrement augmenté. L'enfant est transféré à la Crêche.

Le 11 mars, la tumeur qui siège à la racine du nez est plus saillante : elle mesure 3 centimètres dans le diamètre vertical, 4 centimètres dans le diamètre transversal ; si on suit la courbe, elle mesure 6 centimètres : dans le diamètre oblique, 3 centimètres et demi d'un côté et 4 centimètres de l'autre. Elle s'étend jusqu'à la partie inférieure du nez.

La suture frontale est ossifiée sur une étendue de 3 centimètres et demi. La fontanelle antérieure est très grande. De l'angle supérieur et postérieur du frontal à l'angle antéro-supérieur du pariétal, elle mesure 5 centimètres ; quant au diamètre transverse, il mesure 7 centimètres et demi, la suture fronto-pariétale n'étant ossifiée que dans la partie inférieure.

La suture bipariétale est très large : la fontanelle postérieure est aussi large que l'antérieure. De l'angle postérieur et supérieur du pariétal à la pointe de l'occiput, 5 centimètres et demi, la suture occipito-pariétale se prolonge également et mesure 6 centimètres. Le volume de la tête est augmenté.

Diamètre occipito-mentonnier	17 cent.	
— occipito-frontal	16 —	1/2
— sous-occipito-bregmatique	13 —	1/2
— sous-mento-bregmatique	14 —	1/2
— bipariétal	11 —	1/2
— bitemporal	10 —	

Dans ces derniers temps, la tumeur s'est bien développée, surtout du côté droit, dans le sens vertical. Le nez est presque complètement recouvert. De ce côté-là, il s'est formé un lobe surnuméraire supérieur. Le liquide se trouve sous une forte tension, surtout vers la partie inférieure. Cette tension excessive nous fait prévoir une issue fatale dans un temps très restreint. Grand développement de veines superficielles. La tumeur du côté droit a aussi augmenté et paralyse la paupière supérieure. Au toucher, ce lobe a une consistance molasse caractéristique de la substance cérébrale. La tumeur postérieure n'a pas augmenté et l'ossification des sutures reste stationnaire.

L'enfant reste toujours très vigoureux, a très bien supporté la varicelle dont il était atteint.

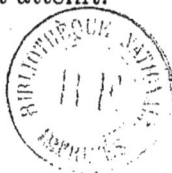

DEUXIÈME PARTIE

—

I

DIVISION ET DÉFINITION

Pendant fort longtemps, les auteurs et surtout les Allemands
ont confondu les encéphalocèles avec les tumeurs les plus diverses. Pour ceux-ci, la tumeur se divisait en congénitale et
acquise, celle-ci pouvant être d'origine traumatique ou pathologique.

Pour Larger, il existe une grande différence, on pourrait
dire absolue entre l'encéphalocèle congénitale et l'encéphalocèle acquise. La première est un vice de conformation qui
s'accompagne concurremment d'autres malformations plus ou
moins visibles. Elle est la manifestation d'un état tératologique presque général. L'anatomie pathologique et la clinique
prouvent assez clairement cette différence.

Cette confusion à propos de ces deux catégories de tumeurs
a été entretenue longtemps par les théories de Spring et Bruns.
Pour n'avoir pas assez fait cette distinction, l'on trouve dans
les auteurs un certain nombre d'observations où l'on décrit
des cas d'encéphalocèles congénitales pour des encéphalocèles
acquises et réciproquement.

Cependant il faut avouer qu'il est des cas d'encéphalocèles
congénitales qui ne sont pas des malformations. Certaines peuvent être produites par l'application de forceps. Ainsi nous
trouvons citée dans le *Dictionnaire de médecine et de chi-*

rurgie pratiques l'observation de Depons et Saint-Germain.
Nous trouvons aussi dans le mémoire de Larger la curieuse
observation de Billroth, dont nous croyons utile de publier le
résumé :

« Accouchement laborieux avec application de forceps. La
mère remarque que le côté droit de la tête de l'enfant était
enflé. A l'hôpital, deux ponctions de la tumeur.

» A l'âge de deux ans et demie, rentrée à l'hôpital. A ce moment l'enfant présente une tumeur du volume de la tête, située sur le côté droit et ressemblant à un shako. La tumeur
est à large base, dépasse un peu la ligne médiane à gauche ;
en arrière, elle s'étend jusqu'à l'occipital ; à droite, elle passe
par-dessus l'oreille, descend en avant jusqu'à l'angle externe
de l'œil. Injection iodée dans le sac : mort.

» A l'autopsie, on constate que le plancher de la tumeur est
en grande partie constitué par la voûte du crâne sur laquelle
on remarque un enfoncement ovale. Au fond de l'enfoncement
se trouve un petit orifice par lequel on pénètre avec une sonde
jusque dans le ventricule latéral. Les méninges sont à leur
place normale. La dure-mère s'arrête brusquement aux bords
de l'orifice osseux, de sorte que la paroi de la tumeur est formée par la peau seule. Le contenu (analysé par Lheman)
était du liquide céphalo-rachidien). »

On pourrait rapporter à la même catégorie de faits un certain nombre d'autres observations, entre autre celles de Giraldès et de Marjolain. R. Adams paraît aussi avoir confondu
une tumeur de ce genre avec une encéphalocèle congénitale.

Pour éviter de confondre ces encéphalocèles à la fois congénitales et acquises avec les tumeurs purement congénitales,
les auteurs ont donné beaucoup de définitions. Virchow les ap-
pelait spina bifida occipitis et Cruveilhier spina bifida crânien. Voici comment il définit l'encéphalocèle :

« J'ai coutume, dit Cruveilhier, de rapprocher du spina et

de désigner sous le nom de spina bifida crânien (et c'est presque toujours la région occipitale qui en est le siège) ce vice de conformation dans lequel une portion du cerveau ou du cervelet sort du crâne avec ou sans une certaine quantité de liquide pour constituer l'encéphalocèle ou l'hydro-encéphalocèle. J'en rapproche également le vice de conformation dans lequel il y a absence complète de voûte crânienne et de moelle cérébrale » (*Anat. path.*, t. I, p. 201).

G. Saint-Hilaire avait proposé celui d'exencéphalie : « L'exencéphalie, dit-il, est caractérisée par un cerveau mal conformé, plus ou moins complet et placé au moins en partie hors la cavité crânienne elle-même imparfaite », mais l'exencéphalie est un terme trop général que nous ne pouvons appliquer à nos deux tumeurs trop localisées. C'est le degré de complication le plus élevé, quand il n'y a plus de tumeur alors que le crâne est en entier membraneux.

Larger a désigné sous le nom d'exencéphale les tumeurs qui peuvent intéresser le chirurgien et où l'on rencontre un orifice relativement restreint et non encore ossifié. L'exencéphale n'est pour lui qu'une forme plus ou moins atténuée de l'exencéphalie reliée à la première par un certain nombre d'intermédiaires. Voici comment il définit l'exencéphale : « une tumeur congénitale du crâne et de la face avec lésions concomitantes plus ou moins profondes du cerveau et du crâne — à siège déterminé, — essentiellement constituée par un diverticulum de grosseur variable des méninges et du cerveau, rarement des méninges seules, avec ou sans liquide séreux ou séroïde. »

Dans cette définition il comprend les quatre espèces de tumeur que Spring avait prises pour autant d'affections distinctes : 1° la méningocèle ; 2° l'encéphalocèle ; 3° l'hydrencéphalocèle ; 4° la synencéphalocèle.

Nous conservons, malgré Houël, la catégorie des méningocèles, quoique cet auteur ne croit pas à son existence, ou du du moins la tienne en forte suspicion. Il est des observations, il est vrai un peu rares, comme celle de Chárier, où l'examen de la tumeur a montré qu'on avait affaire à une méningocèle.

Quant à l'encéphalocèle, nous ne croyons pas qu'elle se présente sans complication d'hydropise intra ou sous-arachnoïdienne. La hernie sèche du cerveau ne se rencontre guère que dans les traumatismes. Avec Spring, nous désignons sous le nom d'encéphalocèle les cas où la tumeur contient avec une quantité plus ou moins considérable de liquide sous-arachnoïdien une partie du cerveau sans distension ventriculaire. L'encéphalocèle congénitale implique toujours l'idée d'une collection aqueuse des méninges.

Nous réservons le nom d'hydrencéphalocèle, comme ce dernier auteur, pour les accumulations de liquide dans l'intérieur du cerveau, pour les hydropisies ventriculaires.

II

FRÉQUENCE

Les encéphalocèles sont des tumeurs rares, et il n'est pas donné à beaucoup de médecins l'occasion d'en rencontrer un cas dans leur pratique. Trélat, sur plus de 12,000 accouchements, a relevé 3 cas. Vines, sur 5,000, cite un seul cas.

Certains auteurs, et entre autres Meckel, ont prétendu que l'encéphalocèle s'observait plus souvent chez les filles que chez les garçons. Geoffroy Saint-Hilaire pense le contraire. Larger, en faisant le relevé de toutes ses observations, a obtenu le résultat suivant : sur 29 cas, il y a 18 filles et 11 garçons. Dans la statistique de Spring, il y a 35 filles et 24 garçons. De ces deux séries de faits on serait tenté de croire que cette tumeur est plus fréquente chez les filles.

On a dit aussi que les encéphalocèles se développaient beaucoup plus fréquemment à la région postérieure qu'à la région antérieure. C'est ce qui semble résulter des statistiques de Spring et de Laurence. D'après Laurence, sur 75 cas, 53 étaient à l'occiput, et d'après Spring, sur 60 cas, 41 siégeaient à l'occiput, 14 au front. Walmann est arrivé à peu près à la même conclusion. Sur 46 cas, 26 étaient à la région postérieure, à 20 la région antérieure. Miller a observé 42 hernies, dont 34 hernies frontales 8 occipitales, sur 24 sujets mâles, 18 femelles, constituées par 20 hydrencéphalocèles, 17 encéphalocèles, 5 hydro-méningocèles. Larger, au contraire, pense que l'encéphalocèle est aussi fréquent à la région antérieure qu'à la région postérieure. Sur 85 cas, 44 étaient à la région antérieure et 41 à la région postérieure. Il n'existe que quelques rares cas, comme dans notre observation, où il y ait une encéphalocèle à la fois en avant et en arrière.

Il est aussi dans chaque région un siège de prédilection. Pour la région antérieure, c'est la racine du nez ; pour la région postérieure, la région sous-occipitale.

Il semblerait aussi que la nature de la tumeur dépend du siège qu'elle occupe. En effet, on rencontre très fréquemment les encéphalocèles à la région antérieure, et les hydrencéphalocèles et les méningocèles à la partie postérieure.

III

ANATOMIE PATHOLOGIQUE

Siège. — Spring avait assigné un siège différent à ces tumeurs. Dans son remarquable ouvrage, il a dit que les méningocèles siégeaient à la région occipitale, les encéphalocèles à la région occipitale supérieure, les hydrencéphalocèles à la région sous-occipitale inférieure et sur le voisinage de la ligne médiane.

Nous allons essayer de montrer sur quel point du crâne on rencontre ce genre de tumeurs. Pour faire l'étude anatomo-pathologique de la tumeur, il nous faut considérer :

1° L'orifice par lequel se fait la hernie,

2° Les enveloppes,

3° Le contenu de la tumeur.

1° *Orifice osseux.* — Longtemps avant Spring, Serres, les auteurs du Compendium, Malgaigne et bien d'autres, avaient soutenu que les encéphalocèles avaient leur siège sur la ligne médiane du crâne. Spring a essayé de réfuter cette opinion. Mais Le Courtois et Leriche, dans leurs thèses, ont bien prouvé que le siège était toujours sur la ligne médiane et non à côté. Même en lisant attentivement les observations de Spring, il semble que les faits qu'il a publiés sont en désaccord avec la théorie qu'il soutient. Larger conclut dans le même sens.

Il est évident que l'orifice osseux peut empiéter souvent sur un des côtés plus que sur l'autre, et qu'il ne se trouve pas exactement sur la ligne médiane. D'après Spring, l'orifice osseux occuperait plutôt le côté gauche que le droit. Mais cette objection ne nous paraît pas sérieuse. Larger, pour expliquer cette asymétrie, a recours à une aplasie primitive plus prononcée d'un côté que de l'autre, entraînant une déviation de la ligne de réunion des deux moitiés du crâne. Il semble, au contraire, qu'une dysplasie frappant le crâne membraneux doit aboutir rarement à une solution de continuité symétrique des pièces osseuses du crâne, et que l'asymétrie, dans ces cas-là, est plutôt la règle que l'exception. En général, on peut dire que les encéphalocèles ont leur siège sur la ligne médiane.

Quelques observations d'encéphalocèles situées sur les parties latérales sembleraient venir à l'encontre de nos affirmations, mais ces faits sont si rares qu'ils n'infirment pas la règle ordinaire (cas de Billard, de Talko, Hirchsprung, Küster). D'après Larger, tous ces cas seraient des hernies traumatiques ou pathologiques, ou des tumeurs médianes avec atrophie unilatérale du crâne.

Dans la région latérale de la face, on cite aussi quelques exemples, mais même là ces tumeurs occupent un siège déterminé qui serait, d'après Larger, une ligne correspondant à la première fente branchiale, ligne brisée qui irait de l'angle externe de l'œil à l'angle interne et de là suivrait le sillon naso-jugal.

La forme de cet orifice est toujours arrondie ou ovalaire. Les bords en sont toujours réguliers, lisses, et peuvent être amincis et tranchants; mais, contrairement à ce que dit Spring, ils ne sont jamais déchiquetés. Ce dernier caractère est surtout celui des encéphalocèles acquises. En général, l'orifice est assez étroit pour n'admettre qu'une sonde cannelée; mais, dans certains cas, il peut permettre l'introduction d'un ou de deux doigts et même plus.

Dans l'observation que nous avons publiée, le crâne présente un large orifice situé à la fontanelle glabellaire, et, dans celui de Rousseau, il occupait la place des pariétaux. Mais même sur la ligne médiane il se trouve des sièges de prédilection. Sur la ligne médiane de l'occipital, il se trouve tantôt au niveau de la protubérance externe, tantôt au-dessus de ce point. On l'a vu parfois se confondre avec le trou occipital et empiéter sur les arcs postérieurs des premières vertèbres cervicales.

Ce n'est que bien rarement que l'orifice osseux correspond aux fontanelles et à la suture sagittale. Berger cite 5 cas à la fontanelle postérieure, 3 à la fontanelle antérieure et 5 à la suture sagittale.

Dans la région antérieure, le lieu où on le rencontre le plus fréquemment est à la racine du nez. Il empiète rarement sur les os nasaux, de préférence sur les frontaux comme chez notre fœtus. Il peut occuper l'ethmoïde, la fente sphénoïdale, la suture ethmoïdo-sphénoïdale, et la tumeur fait relief à l'extérieur par diverses voies : l'angle externe de l'œil, l'angle interne, le fond de l'orbite, la région du sac lacrymal du canal nasal, la voûte palatine, même la cavité pharyngienne, c'est-à-dire le trajet de la première fente branchiale.

L'encéphalocèle présente en général une forme piriforme à un ou plusieurs lobes portant quelquefois des cicatrices, reste d'adhérences amniotiques. Elle est toujours pédiculée, et la longueur et l'étroitesse du pédicule sont en rapport avec le volume de la tumeur. Elle est tantôt lisse, tantôt bosselée et présente des saillies qui ressemblent aux circonvolutions cérébrales (grosses encéphalocèles occipitales). En avant, les tumeurs sont peu volumineuses, tandis qu'en arrière, au contraire, elles présentent le plus souvent un grand développement.

2° *Enveloppes.* — Les enveloppes sont constituées par les téguments du crâne et les méninges. La peau, en général normale, peut être amincie comme dans notre cas. Sous l'effet de la trop grande pression qu'exerce le liquide, elle arrive à se sphacéler. Chez notre enfant, elle a un aspect bleuté qui pourrait nous faire prendre cette tumeur pour une tumeur érectile. D'après Charier, elle pourrait faire défaut, et la dure-mère se trouverait alors être l'enveloppe la plus externe. Il se développe souvent aussi dans la peau de la tumeur d'autres tumeurs comme des dilatations vasculaires, des angiomes, des lipomes. Ces veines, dilatées à sa surface, peuvent arriver à produire des hémorragies mortelles, suivant Duplay. La peau est transparente, glabre ou bien recouverte de cheveux, surtout au niveau du collet de la tumeur. Sur notre tumeur, on remarque un grand nombre de petits poils. La peau est intimement unie dans presque tous les cas avec les couches sous-jacentes, le tissu cellulaire sous-cutané, l'aponévrose crânienne, la dure-mère. Le premier, très souvent aminci, se confond avec les tissus sus et sous-jacents, et renferme quelquefois des kystes qu'on confond avec certains situés plus profondément. Quant à l'aponévrose crânienne, elle est réduite à une lamelle très mince unie aux autres couches.

La dure-mère peut être reconnue jusqu'au pourtour de l'orifice osseux. L'absence de méninges est un des caractères des hernies traumatiques. Sa présence dans les tumeurs n'est pas aussi constante que le pense Larger. M. Ranvier ne retrouve pas de couche représentant un sac en continuité avec la dure-mère dans l'examen des tumeurs opérées par MM. Berger et Périer. On retrouve le même fait dans le cas de Guibert. L'absence de toutes les méninges peut s'observer chez les monstres exencéphaliens, et Virchow cite des encéphalocèles dans la première période qu'il appelle « encéphalocele nuda », et d'autres qu'il appelle « encephalocele obtecta ». Elles s'amincissent souvent au sommet du sac ou bien peuvent manquer sur une étendue plus ou moins grande.

La dure-mère est, dans beaucoup de cas, intimement unie à l'arachnoïde et à la pie-mère. Mais il existe aussi fréquemment une collection liquide dans l'espace intra-arachnoïdien. Dans notre tumeur, il semble bien que le liquide se trouve entre les deux feuillets de l'arachnoïde, quoiqu'il puisse être dans d'autres cas sous-arachnoïdien. Ces deux dernières membranes sont souvent épaissies et hyperplasiées. Berger pense que ce ne serait pas une simple accumulation de liquide dans les mailles de ce tissu, ce serait plutôt une néoformation connective et vasculaire, qui pourrait en s'exagérant arriver à former un angiome, qui se rapprocherait de la masse molle

et fluctuante qui remplit le crâne chez les pseudencépha-
liens.

3° *Contenu de la tumeur*. — Quant au contenu, il peut
varier dans sa nature et ses dispositions, suivant qu'on
considère l'un des trois types classiques que nous avons admis.
Dans l'encéphalocèle, et c'est dans cette catégorie que nous
faisons rentrer la tumeur que nous avons eu l'occasion d'observer, le cerveau ne remplit pas complètement la poche, mais
en avant de lui est une couche de liquide placé, tantôt entre
les deux feuillets de l'arachnoïde, tantôt entre celle-ci et la
pie-mère. Ce liquide n'est autre que du liquide céphalo-rachidien, qui, à l'autopsie, est presque toujours altéré.

Quant à la portion de l'encéphale qui s'engage dans la
tumeur, elle varie suivant le siège de celle-ci. La tumeur
siège-t-elle au-dessus de la protubérance, elle renferme une des
cornes ou même tous les deux. Si elle est au niveau de la protubérance, on y rencontre le pont de Varole, les tubercules
quadrijumeaux et quelquefois les pédoncules cérébraux. Dans
les variétés sous-occipitales, c'est le cervelet qu'on y rencontre
et à la racine du nez les cornes frontales.

La masse nerveuse ne présente pas toujours la forme normale. Les circonvolutions sont souvent effacées, excepté le
cervelet qui conserve ses sillons. La corne qui est dans la
tumeur est étirée au passage de l'orifice osseux, mais renferme toujours le prolongement ventriculaire.

Ce prolongement est distendu dans la variété fréquente des
hydrencéphalocèles par un épanchement liquide. D'après
Spring, la cavité est fermée et ne communique plus avec le
ventricule, mais souvent on arrive à découvrir un fin canali-
cule de communication. Quelquefois la corne est tellement
distendue par le liquide que son aspect est tout à fait modifié
et la substance nerveuse se trouve réduite à une mince lame

qui tapisse la poche et qu'il est fort difficile de différencier des autres enveloppes.

L'existence de la méningocèle a été soupçonnée, comme nous l'avons dit, par un certain nombre d'auteurs, entre autres Houël. Quand elle existe, elle est formée par un petit pédicule très étroit qui est imperméable. Les cas qu'on a publiés sont très rares. Larger se demande si on n'avait pas eu affaire à des kystes congénitaux. Le liquide qu'elle renferme varie dans sa quantité, et on en a recueilli jusqu'à 500 grammes. Les auteurs sont à peu près d'accord pour admettre que c'est du liquide céphalo-rachidien ou dont la composition se rapproche beaucoup. L'analyse n'a pas donné des résultats très précis, pour cette raison qu'il est fort difficile de recueillir du liquide qui ne soit pas altéré.

En même temps on peut constater un certain degré d'hydrocéphalie ventriculaire. Dans notre observation, la plupart des diamètres sont augmentés.

Malformations concomitantes. — Nous n'irons pas aussi loin que Larger, qui nie la possibilité d'une constitution normale du cerveau dans le cas d'encéphalocèle. On a remarqué cependant que certaines portions sont frappées d'un arrêt de développement et qu'il manquait certaines parties de l'encéphale, entre autres les tubercules quadrijumeaux, les couches optiques, les lobes olfactifs, le corps calleux, le cervelet. On a constaté aussi la fusion des hémisphères et le spina bifida à tous les degrés, surtout de la région cervicale, compliquant l'ectopie occipitale et qui n'était qu'un prolongement de la même lésion.

A part ces trois variétés classiques, il est des cas complexes qu'il est impossible de faire rentrer dans aucune catégorie. Tels sont les deux cas appartenant, l'un à M. Périer et l'autre à M. Berger. La tumeur enlevée par ces deux chirurgiens fut soumise à l'examen histologique par Suchard et Ranvier. En voici le résumé, que nous trouvons dans le mémoire de Berger : « Au milieu d'enveloppes constituées par un épaississement énorme du tissu de la pie-mère et de l'arachnoïde, enveloppes immédiatement sous-jacentes à la peau, et en dehors desquelles on ne pouvait distinguer de couche représentant un sac en continuité avec la dure-mère, se trouvait une petite masse de matière cérébriforme partout adhérente par sa surface à ces enveloppes. Cette masse, formée de substance grise contenant, à son intérieur, de la substance blanche et, vers son centre, quelques parties plus vasculaires analogues aux plexus choroïdes, ne présentait ni la texture de l'écorce du cerveau ni celle du cervelet, mais participait à la structure de l'un et de l'autre de ces organes. Les éléments constitutifs de la substance corticale du cerveau, les cellules pyramidales avec leurs prolongements et leurs arrangements réciproques, ceux de l'écorce du cervelet, les cellules de Purkinge s'y trouvaient représentés sans qu'entre les points où l'on rencontrait ces types de formations essentiellement différentes, il existât aucune démarcation extérieure appréciable.

C'est donc une seule et même masse de substance nerveuse qui présentait les caractères mixtes de la structure du cerveau et de celle du cervelet. »

De même, Hildebrand a publié un fait dont la tumeur était composée en partie par l'extrémité d'une corne ventriculaire, en partie par une masse spongieuse gélatiniforme recouvrant celle-ci et qui contenait du tissu conjonctif vasculaire et des cellules rondes.

Plusieurs auteurs ont signalé dans les enveloppes des masses spongieuses polykystiques plus ou moins vasculaires adhérentes aux tissus sus et sous-jacents.

Enfin, dans le fait de Marshall, une petite corde partait de la méningocèle, passait par l'orifice et allait s'insérer sur le cervelet.

On voit, par les quelques cas que nous venons de citer, qu'il est fort difficile de les faire rentrer dans la division clinique de Spring. Nous essaierons, dans le paragraphe suivant, de leur assigner une place et une origine.

IV

PATHOGÉNIE

Pour expliquer l'origine de ce genre de tumeurs, les auteurs ont soutenu beaucoup d'opinions contraires que nous pouvons classer en deux groupes :

I. — Celles qui se rattachent à la période fœtale ;

II. — Celles qui se rattachent à la période embryonnaire.

I. — THÉORIES DE LA PÉRIODE FOETALE

1° *Arrêt de l'ossification des os du crâne*. — C'est la théorie la plus ancienne. Soutenue, vers 1749, par Corvinus, puis Niemeyer, elle a été reprise, puis modifiée dans ces derniers temps par Klementowsky. Ces auteurs rattachent les encéphalocèles à une ossification retardée et irrégulière, à une maladie de l'os qu'ils ont dénommée crâniatobes fœtal, grâce auquel le cerveau ferait hernie par les points faibles de la boîte crânienne. Cette altération résiderait dans un amincissement extrême de l'os sur certains points où la substance osseuse ferait défaut, et où celle-ci serait remplacée, en ces endroits-là, par une membrane fibreuse.

Cette théorie ne nous explique nullement pourquoi la substance osseuse fait défaut en certains endroits plutôt que dans certains autres. Elle ne nous dit pas non plus quelle est la force qui pousse le cerveau à faire hernie en ces points, tandis que les parties avoisinantes ne sont nullement soulevées.

Cette opinion est d'ailleurs contraire aux faits dans lesquels on ne rencontre aucune des lésions du rachitisme.

2° *Ossification prématurée des os du crâne.* — Cette théorie est tout à fait l'opposée de la première. Certains auteurs avaient observé depuis bien longtemps que le crâne de beaucoup de sujets porteurs d'encéphalocèles présentait une déformation caractéristique, la microcéphalie, et que chez certains la tête avait l'apparence de celle d'un crapaud. Virchow avait attiré l'attention sur la synostose prématurée des os du crâne comme cause des encéphalocèles. Aussi certains auteurs pensèrent que cette ossification précoce de certaines substances, en rétrécissant quelques-uns des diamètres du crâne, pouvait obliger le cerveau à s'échapper par certains autres points non encore envahis par l'ossification. Quelques faits que nous avons cités plus haut (Talko, Hirchsprung et Küster) semblent venir à l'appui de cette théorie. Ackermann, qui a repris cette idée, pense que la synostose n'est qu'une exception et une coïncidence. En faisant une étude des crânes atteints d'encéphalocèles, il a fondé une théorie nouvelle pour en expliquer l'origine. « L'encéphalocèle et l'hydrencéphalocèle sont, dit-il, deux états absolument distincts par leurs caractères anatomiques et leur mode de développement. »

Dans le premier cas, le cerveau s'échappe à travers une lacune préexistante sous l'influence de la croissance ou de son poids ; dans l'autre, au contraire, c'est une hydropisie qui distend leur partie cérébrale, et qui empêche la réunion des parois crâniennes ou qui les perfore. Puis il expose les arguments basés sur les déformations du crâne dans l'un et l'autre cas.

Si on examine les faits, on peut répondre que l'opposition qu'Ackermann a cru voir entre les variétés d'encéphalocèles et d'hydrencéphalocèles n'existe pas. Quant aux modifications du crâne, qu'il considère comme caractéristiques, on ne les rencontre pas assez souvent, pour baser une théorie sur ces caractères-là. D'ailleurs Spring et beaucoup d'auteurs ont cité des faits où on rencontre des sujets atteints d'encéphalocèles et qui ont des crânes normalement conformés.

3° *Hydrocéphalie ventriculaire.* — La théorie qui a le plus de vogue est sans contredit celle de Spring. Beaucoup d'auteurs l'ont adoptée en partie ou en totalité. On pourrait l'appeler la théorie pathologique, car elle place l'origine de la perforation du crâne et de la hernie d'une partie du cerveau à l'extérieur de celui-ci, dans l'hydropisie limitée qui résiderait dans l'arachnoïde, dans les cas de méningocèle, et dans la cavité des cornes ventriculaires, quand il s'agirait d'hydrencéphalocèles. Il admet une pathologie distincte pour chaque variété. La méningocèle résulterait d'une inflammation localisée de l'arachnoïde qui amènerait des adhérences entre la face interne de la dure-mère et l'arachnoïde. L'hydropisie de cette séreuse déterminerait, par sa pression sur un point de la paroi, la résorption correspondante du crâne et la hernie de la dure-mère. Plus tard, la substance cérébrale viendra faire saillie dans ce sac herniaire et se substituer à la sérosité. L'hydrencéphalocèle serait produite par une hydropisie limitée des cavités du cerveau (des cornes ventriculaires), qui amènerait l'usure de la paroi osseuse et finalement la protusion de la portion de l'encéphale devenu kystique.

L'hydrencéphalocèle proviendrait de l'hydrocéphalie interne ou ventriculaire, et la méningocèle et la méningo-encéphalocèle de l'hydrocéphalie externe ou méningée.

Cette théorie, qui a eu un grand retentissement, a été battue en brèche d'abord par Leriche et Larger. De son temps, Houël avait déjà appelé l'attention sur la non-existence de la catégorie des méningocèles. Depuis, on lui a opposé beaucoup d'arguments dont nous allons exposer les principaux.

A l'appui de sa théorie, Spring fait observer que l'arrêt du développement osseux ne saurait expliquer l'origine de la hernie et qu'il n'est chez le fœtus aucune force capable de pousser le cerveau au dehors. Puis on n'a jamais vu, dit-il, aucune tumeur siéger au niveau des sutures et des fontanelles. Pour lui, la hernie se produit toujours par une ouverture accidentelle, même quand celle-ci occupe la région des fontanelles ou qu'elle semble empiéter sur une suture. Sur l'occipital, ce n'est pas sur la ligne médiane, au point de soudure des deux moitiés latérales de l'os, mais bien sur les parties latérales que se voit la tumeur. Il est cependant plusieurs observations qui démontrent que le spina bifida crânien de la région occipitale est bien sur la ligne médiane. Pour celui de la région antérieure, Larger a prouvé assez clairement qu'il siège sur la ligne brisée qui va de l'angle externe à l'angle interne de l'œil, de là suit le sillon naso-jugal, c'est-à-dire sur la ligne qui correspond à la première fente branchiale.

Les faits montrent suffisamment que les orifices de sortie ne sont pas accidentels, mais bien des orifices normaux qui coïncident avec une certaine période de développement.

Quant à l'argument qu'il tire de la forme de l'orifice osseux, on peut répondre que les bords de celui-ci sont toujours réguliers, à bords nets, arrondis, et non déchiquetés comme dans les perforations osseuses produites par les anévrysmes auxquelles il les compare.

A propos de l'anatomie pathologique, nous avons dit que le liquide de la méningocèle ne se trouve pas toujours dans la cavité arachnoïdienne, mais qu'il est souvent dans l'espace sous-arachnoïdien, comme l'ont démontré Cruveilhier et Le-

riche. Or, quand le liquide est contenu dans la cavité arachnoïdienne, il communique souvent avec le liquide céphalo-
rachidien, ce qui ne devrait pas avoir lieu, d'après Spring,
puisque la tumeur ne peut être formée que par des adhérences et une hydropisie limitée.

Pour expliquer l'encéphalocèle, Spring a adopté la théorie
d'Adams, dans laquelle cette tumeur se formerait consécuti-
vement à la méningocèle sous l'influence des mouvements
respiratoires. Malgaigne avait déjà fait remarquer que de
nombreux enfants, n'ayant pas encore respiré, naissaient
porteurs d'encéphalocèles.

A la catégorie des hydrencéphalocèles nous pourrons lui
opposer l'objection que nous avons déjà faite à la méningocèle. On n'a pas retrouvé le bouchon qui devrait isoler la
corne ventriculaire dilatée du reste du ventricule. On a même
observé des hydrencéphalocèles où on n'a retrouvé aucune hydropisie ventriculaire, ou du moins la cavité ventriculaire
était très peu spacieuse (cas de Vrolik). Pour soutenir sa
théorie de l'hydrencéphalocèle basée sur l'hydropisie du ventricule, il est forcé d'indiquer pour l'époque de sa formation
le moment où les ventricules apparaissent.

C'est vers le septième mois que l'hydrencéphalocèle se produirait; or on a observé des cas sur des fœtus de six mois.

De plus, dans certaines hydrencéphalocèles occipitales, on
constate la présence simultanée dans la tumeur des deux cornes postérieures qui sortent du crâne au même niveau et de
front. Pour expliquer cette coïncidence, il faut admettre qu'il
y a eu hydropisie à la fois dans les deux cornes postérieures
sur la même étendue, ce qui semble un pur hasard.

Pour Spring, la cause de cette hydropisie serait due tout
simplement à la gêne de la circulation en retour, et il s'appuie
pour prouver ce fait sur la fréquence des hydropisies. Mais
on peut lui dire que, puisque l'hydropisie la plus habituelle est

celle du quatrième ventriculaire, on devrait trouver souvent des hydrencéphalocèles de l'apophyse basilaire et on n'en connaît aucun cas. On peut tirer de là cette conclusion que l'exencéphale ne siège pas au niveau des ventricules mais des fissures du crâne.

Larger a fait observer que la théorie de Spring, à propos de l'encéphalocèle, n'est qu'un cas particulier de la théorie générale de l'hydrocéphalie qui la considère comme la cause unique des malformations de la tête et du rachis. Elle a été abandonnée aujourd'hui pour le bec-de-lièvre, mais elle persiste encore pour le spina bifida.

D'après les faits, on voit que la pathogénie de ces affections est la même. En effet, on a vu souvent le spina bifida se continuer avec l'encéphalocèle, et des encéphalocèles de la base du crâne coexister en même temps qu'un bec-de-lièvre sur une fissure palatine ou génienne.

II. — THÉORIES DE LA PÉRIODE EMBRYONNAIRE. — Dans ces derniers temps, on a placé, comme pour le spina bifida, l'origine des encéphalocèles dans un arrêt de développement. La théorie avait été déjà émise par Meckel, Himly, Serres. Geoffroy Saint-Hilaire, se basant sur des résultats d'expériences tératologiques, a émis quelque temps plus tard la même opinion.

Elle a été adoptée depuis par la plupart des auteurs: Malgaigne, Richet, Leriche, Larger, Berger. Pour ces auteurs, ce n'est pas le cerveau qui fait hernie à travers les membranes qui devraient le protéger, mais bien qui se développe simultanément au dedans et au dehors de la cavité. Comme le dit Geoffroy Saint-Hilaire : « Ce ne sont pas des viscères qui quittent des cavités déjà existantes, mais des viscères qui demeurent au lieu même de leur production autour desquelles aucune cavité ne se forme. Si sur la fin de la gestation ou de l'incubation ils nous choquent par un prétendu déplacement insolite, quand nous ne les voyons pas comme à l'ordinaire enfermés dans leur cavité, ils pèchent uniquement pour ne s'être pas encore déplacés. »

Rousseau en son mémoire pose la même conclusion. L'encéphale préside dans sa formation à la formation de la voûte du crâne ; elle n'a pas besoin pour exister qu'il se produise une perforation de cette voûte osseuse ; elle peut se montrer même en un point très limité de la paroi crânienne restée membraneuse. De tous les faits connus, il paraît se dégager cette notion que la plupart des encéphalocèles tirent leur origine des premiers jours de la période embryonnaire, qu'elles précèdent l'occlusion du crâne membraneux et l'apparition des premiers phénomènes d'ossification. En effet, on sait que la vésicule cérébrale se développe vers la quatrième ou cinquième semaine avant la vésicule pariétale qui donne l'os. A la cinquième ou septième semaine, cette vésicule cérébrale se divise en vésicules secondaires. Il y aurait à ce moment anomalie dans le développement de cette vésicule, et c'est ce qui donnerait lieu à une sorte d'ectopie.

Berger rappelle à ce propos un certain nombre de faits prouvant le développement hétéroplastique des tissus nerveux, et entre autres il cite l'exemple des poules huppées. Il reprend l'idée de Fleischmann et Niemeyer, pour lesquels l'encéphalocèle serait une hypertrophie cérébrale.

Ainsi l'encéphalocèle et la méningocèle existent avant que les os ne se soient développés. Le développement anormal de la vésicule cérébrale modifierait celui du crâne membraneux en l'interrompant en un point qui deviendra l'orifice de communication de la tumeur avec la cavité crânienne. Cet orifice se trouvera toujours sur la ligne de réunion des lames protovertébrales, c'est-à-dire sur la ligne médiane.

Si c'est en avant de l'extrémité céphalique que se produit

ce bourgeonnement, il empêchera la réunion du capuchon céphalique avec le premier arc branchial, et l'on aura une tumeur de la variété de celles dont Virchow a publié un cas dans son *Traité des tumeurs*.

Pour se rendre bien compte de ce mode de production, nous n'avons qu'à nous rapporter à des cas plus compliqués, comme le groupe des encéphaliens de Geoffroy St-Hilaire qui n'est qu'un groupe plus élevé de la même malformation.

Dans cette classe, on trouve une ouverture en général large, béante entre deux os présentant un développement incomplet, laissant passer une tumeur qui n'est autre qu'une partie plus ou moins grande de l'encéphale. Cette tumeur se trouve sur la ligne médiane, tantôt en avant — ce sont les proencéphales — tantôt en arrière — ce sont les notencéphales.

En rapprochant notre groupe de ce groupe le plus élevé, nous pouvons donner cette définition générale de l'exencéphale : un cerveau mal conformé, plus ou moins complet et placé au moins en partie hors la cavité crânienne elle-même très imparfaite.

Nous n'avons aussi qu'à rapprocher l'encéphalocèle du spina bifida. En effet, quand on constate chez un même sujet la présence d'une encéphalocèle et d'un spina bifida de la région cervicale, ou bien une fissure occupant l'occiput et les premières vertèbres cervicales, laissant voir une tumeur à cheval sur les deux régions, il est fort difficile d'attribuer une origine différente à ces variétés de tumeurs. L'axe céphalo-rachidien se développe d'une façon identique dans toute son étendue, et que nous rencontrions une tumeur à la tête du rachis de n'importe quel volume, nous ne devons voir là qu'un même genre de malformation due à une fissure primitive embryonnaire. Nous aurons d'un côté le spina bifida, de l'autre le cranium bifidum de Virchow.

Il faut maintenant se demander sous quelle influence se

produit cette fissure, quelle est l'origine de cette monstruosité. Depuis Geoffroy Saint-Hilaire, on attribue une grande part aux adhérences amniotiques. Les brides doivent mettre obstacle au développement des parties du corps et produire l'ectopie des viscères par les tractions qu'elles exercent sur les organes. Spring cite dans son mémoire quinze cas de synencéphalie, où l'on a constaté la coïncidence de brides amniotiques.

Dareste, dans ses recherches tératologiques, a été amené à rapporter l'origine de ces malformations à un arrêt de développement de l'amnios.

La compression de l'amnios gênerait le développement de l'embryon dans la partie comprimée.

Cette compression peut s'exercer sur les trois vésicules ou sur une d'entre elles. Elle peut être totale ou partielle. Elle peut aussi varier, quant à l'époque et à la durée de son action ; de là les différences que présente l'encéphale.

Pour Lebedeff, les brides n'ont qu'une influence médiate ; la véritable cause résiderait dans les incurvations anormales du corps de l'embryon qui empêcheraient l'occlusion de la gouttière médullaire.

On pourrait aussi supposer une hydropisie de la vésicule cérébrale primitive qui rapporterait à la période embryonnaire l'origine de l'hydrocéphalie, mais on ne peut prouver de cette manière tous les faits.

Berger explique l'ectopie cérébrale d'une façon nouvelle. Après l'examen des deux tumeurs fait par M. Ranvier, il arrive à admettre que la tumeur n'est pas une véritable ectopie, mais une hyperplasie du tissu nerveux, un encéphalome, comme il l'appelle.

Pour lui, « l'encéphalome présentera les caractères morphologiques, les connexions, la structure d'une des parties normales de l'encéphale, et pourra être représentée comme une dépendance de la région des centres nerveux dont elle renferme une partie, ou bien participant à la structure des diverses portions de l'encéphale, sans appartenir directement à aucune d'elles, et sans qu'on puisse y trouver l'analogue de ses caractères anatomiques ; elle devra être considérée comme une néoplasie véritable, comme un encéphalome. »

Il attribue comme origine à cette tumeur la même cause qui se trouve à l'origine de toutes les tumeurs bénignes. Pour prouver cette théorie, il compare ces tumeurs extra-crâniennes à des tumeurs congénitales analogues qui se trouvent dans le cerveau et dont M. Bimar a rapporté un cas intéressant. Sa conception repose sur l'examen des parties nerveuses du sac, mais ces cas sont restreints et les examens histologiques rares ont donné des résultats assez dissemblables. On trouve dans ce genre de tumeurs des lobes occipitaux ou frontaux, ou bien une simple couche cérébriforme tapissant l'intérieur de la poche. Les circonvolutions sont rarement bien caractérisées. Souvent il n'est question que de simples masses névrogliques présentant la conformation plus ou moins reconnaissable de circonvolutions cérébrales ou cérébelleuses.

La structure des deux cas de Périer et de Berger échappe à toute explication, ou alors il faudrait remonter aux premiers temps de la vie embryonnaire, alors que le cerveau est à peine ébauché. On ne comprend pas qu'il se soit produit à cette époque-là une lésion aussi limitée, où l'intervention chirurgicale a été couronnée d'un pareil succès.

De tout ce qui précède nous pouvons conclure que les encéphalocèles, dans la majorité des cas, ne sont pas des hernies constituées par la protusion d'une portion de la masse encéphalique, mais bien des ectopies partielles de l'encéphale.

V

ÉTIOLOGIE

L'étiologie de ces tumeurs est une des plus inconnues, et on en est réduit à faire des hypothèses. Pour expliquer l'hydropisie des ventricules, on a mis en cause l'exagération de la pression artérielle ou l'obstruction des voies où circule le liquide ventriculaire. Spring accuse l'hydrémie, l'inflammation de l'épendyme.

Quant à l'hypertrophie initiale, nous ne pouvons la définir. Il faut admettre une modification du germe qui se transmettrait chez les gallinacées proencéphales.

Pour expliquer les adhérences et les plissements de l'amnios nous avons quelques données. L'origine la plus ancienne les attribuait aux exsudats inflammatoires. Ces adhérences se formeraient, d'après cet auteur, au moment de l'apparition de l'amnios.

On a relevé quelques cas de traumatismes subis par la mère au commencement de la grossesse, qui pourraient provoquer des déchirures de l'amnios, à la suite desquelles les lèvres de la plaie s'uniraient au corps de l'embryon. Ahfeld cite un cas où un ligament allait du placenta à la poitrine du fœtus.

La mère accuse dans certains cas un choc, un effort, survenus dans sa grossesse avec des sensations douloureuses dans le bas-ventre.

L'importance des adhérences a été prouvée par beaucoup de savants, entre autres Dareste.

Il ne faut pas oublier, malgré les données très peu précises que nous possédons, d'incriminer les influences toxiques, infectieuses et dyscrasiques.

On voit qu'aujourd'hui, d'après tous ces faits, il est impossible de faire rentrer toutes les encéphalocèles dans une même catégorie de faits, qu'il faut admettre plusieurs facteurs qui agissent ensemble ou simultanément. C'est l'avis des observateurs contemporains les plus autorisés. La pathogénie de la question n'est pas assez élucidée pour attribuer une origine à chaque forme d'encéphalocèle.

TROISIÈME PARTIE

OBSTACLES APPORTÉS A L'ACCOUCHEMENT PAR LES ENCÉPHALOCÈLES

Avant de nous occuper des signes qui peuvent nous faire affirmer la nature de la tumeur ainsi que des moyens que nous pouvons employer dans certains cas pour y remédier, nous ne pouvons manquer de dire quelques mots des obstacles que ce genre de tumeur peut apporter dans la terminaison de l'accouchement.

Des trois variétés de tumeurs, les plus importantes à considérer pour l'accoucheur sont les hydrencéphalocèles et les méningocèles. Par suite du grand développement qu'elles peuvent prendre, il est quelques observations où il est fait mention de tumeurs de ce genre ayant porté obstacle à l'accouchement. Les encéphalocèles, étant en général peu volumineuses, occasionnent rarement des cas de dystocie. Heureusement que ces tumeurs sont excessivement rares; quand elles existent, elles n'intéressent l'accoucheur que si elles ont acquis un volume incompatible avec le passage du fœtus à travers les voies génitales. Par la difficulté qu'elles apportent à l'accouchement, le pronostic peut devenir grave pour la mère. Une simple ponction a permis dans la majorité des cas l'extraction du fœtus.

Nous trouvons dans la thèse d'agrégation d'Hergot : (*Maladies fœtales qui peuvent porter obstacle à l'accouchement*) quatre observations fort intéressantes que nous allons résumer; nous ne ferons que citer l'observation de Ruysch pour mémoire et la plus ancienne. On y trouve très peu de renseignements relatifs aux difficultés de l'accouchement.

Wordsworth, dans un accouchement qu'il eut à faire par la version podalique, ayant introduit la main pour saisir un pied fut tout étonné de sentir un sac plein de liquide attenant à la partie postérieure de la tête par un pédicule. La tumeur, très mobile quoique aussi volumineuse que la tête, fut expulsée après l'enfant. Il eût été sans doute impossible, dit-il, d'extraire la tête le sommet en avant, tant que le kyste eût conservé son volume. Ce kyste mesurait 14 pouces de circonférence, et son plus grand diamètre 4 pouces 1/2.

L'observation publiée dans le recueil de Vandermonde est plus intéressante, puisque la tumeur ne put être expulsée qu'après avoir été ponctionnée. Voici le résumé de cette observation qu'a publiée le docteur Deslandes (de Tours).

L'enfant se présentait par le siège. Le tronc sortit facilement, mais la tête ne put franchir le détroit supérieur. On introduisit la main dans la matrice, et on reconnut l'existence d'une tumeur volumineuse, molle, fluctuante, située derrière l'occipital. On fit une ponction, et alors l'extraction du fœtus devint facile. Cette tumeur était constituée par de la sérosité et une partie du cerveau contenue dans un kyste formé par les téguments distendus.

Hergot cite aussi une observation très intéressante due à M. Tarnier. Ayant été forcé de pratiquer la version dans une présentation de l'épaule, M. Tarnier, après introduction de la main, trouva la tête à droite et, au-dessus d'elle, il crut sentir une autre tête fœtale. Il pensa qu'il s'agissait d'une grossesse gémellaire. Pour ne pas s'exposer à confondre les pieds du deuxième fœtus avec ceux du premier, il fit glisser la main le long du corps jusqu'aux pieds qui furent saisis et abaissés.

Le tronc et les membres sortirent facilement ; après avoir fléchi la tête suffisamment, la face parut au dehors, et les deux tiers de la tête franchirent la vulve sans aucune difficulté. Mais, à ce moment, la tête résista à toutes les tractions énergiques faites sur elle. Enfin, pendant une nouvelle tentative d'extraction, la tête sortit brusquement, bientôt suivie d'une tumeur d'un volume considérable, plus grosse que la tête fœtale et reliée à celle-ci par un pédicule implanté sur la région occipitale. La tumeur était une hydroméningocèle communiquant avec la cavité crânienne et non un second fœtus, comme M. Tarnier l'avait cru. Dans les deux cas précédents, l'accouchement avait toujours eu lieu par version. M. Chassinat a publié un cas très rare où le fœtus s'est présenté par la tête. La tumeur était assez volumineuse et avait 13 centimètres dans son diamètre vertical, et 9 centimètres dans les deux autres. Elle était située à la partie postérieure de la tête, au centre de l'occipital, auquel elle était unie par un pédicule de 0 m. 06, et descendait jusqu'au niveau de la seconde vertèbre dorsale.

Cette méningocèle apporta un obstacle peu sérieux à l'accouchement, car elle s'était engagée séparément et avant la tête. Le résultat n'eût pas été le même dans une présentation du siège. Le diagnostic ne fut possible que quand la tumeur fut accessible au toucher.

Le travail marcha bien, et l'accouchement se fit tout seul.

On voit par ces quatre observations que les cas d'exencéphale sont rarement un obstacle à l'accouchement, et que dans le cas où ils en constitueraient un, une ponction suffira pour permettre l'extraction du fœtus. Par suite, le pronostic est toujours moins sombre pour la mère que pour l'enfant.

QUATRIÈME PARTIE

I

SYMPTOMATOLOGIE

L'obscurité qui règne dans la symptomatologie des encéphalocèles vient de ce qu'on a confondu les encéphalocèles congénitales et celles qui sont acquises. Nous avons déjà dit plus haut comment on pouvait arriver à les séparer, quoique souvent le diagnostic soit très difficile. Mais ce qui est difficile surtout, c'est de pouvoir affirmer quelle est la variété d'encéphalocèle, si la tumeur contient de la masse cérébrale, et avec quelle partie du cerveau elle se trouve en connexion. Les auteurs énumèrent bien un certain nombre de caractères pour chaque variété qui devraient lever tous les doutes sur la nature du contenu de la tumeur. Nous décrirons :

1° Les caractères communs à toutes les variétés ;

2° Ceux qui se rapportent à chaque espèce.

I. — CARACTÈRES COMMUNS. — 1° Nous avons assez insisté sur le *siège*, dans la pathogénie, pour que nous n'y revenions pas.

2° On ne pourrait guère s'appuyer sur le caractère tiré du *volume* pour séparer l'encéphalocèle de l'hydrencéphalocèle. En effet, le volume est très variable ; il peut varier depuis celui d'un pois à celui d'une tête de fœtus. Il n'est pas le même suivant que la tumeur occupe telle ou telle région ou une partie de cette région. Quoique l'encéphalocèle ne devienne pas volumineuse, on a trouvé des tumeurs énormes constituées absolument par celles-ci (cas de Spring).

3° La *forme* et l'existence d'un pédicule ne sont pas des caractères plus importants. Le pédicule n'est pas, comme on l'a dit, la caractéristique des méningocèles, car on a trouvé des hydrencéphalocèles qui étaient pédiculées. L'exencéphale est plutôt une tumeur saillante que pédiculée. La forme dépend de la région et du siège de la tumeur. Elle peut être unilobée ou bilobée ou globuleuse par suite de raisons multiples. Tantôt la tumeur est unique, tantôt elle est double. L'aspect extérieur, ainsi que la coloration, sont très souvent variables.

4° *Transparence.* — Certains auteurs se sont servis de la transparence pour prouver que la tumeur renfermait du liquide. Mais on a remarqué que la nature de l'exencéphale n'avait aucune influence. En effet, les trois variétés de tumeurs peuvent également donner le signe de la transparence. Dans notre cas la tumeur est parfaitement translucide.

5° *Fluctuation.* — Comme toutes les tumeurs de ce genre renferment du liquide, on peut rencontrer la fluctuation dans presque toutes. Quant l'empâtement avec la consistance molle qui existe parfois, elles peuvent être produites autant par un épaississement des enveloppes que par la présence d'une portion cérébrale.

6° *Réductibilité.* — D'après Larger, les auteurs qui ont cru à la réductibilité sont dans une profonde erreur: « Ils ont prêté à l'exencéphale une réductibilité qui semble n'avoir appartenu qu'aux hernies du cerveau (encépholacèles acquises). La réductibilité fait parfois défaut dans les méningocèles. Dans les encéphalocèles, on a pu obtenir une certaine dépressibilité. De ce qu'une tumeur est presque réductible, on ne peut partir de là pour affirmer qu'elle ne renferme aucune masse cérébrale ; de même parce qu'une partie est irréductible, on ne pourra dire que c'est un hydrencéphalocèle.

7° *Phénomènes cérébraux*. — Les phénomènes cérébraux peuvent être produits par plusieurs facteurs. On ne sait s'ils sont produits par une exagération de la pression intra-crânienne résultant de la réductibilité des méninges, ou par la compression exercée avec douceur directement sur la partie nerveuse que renferme la tumeur. D'ailleurs ces phénomènes varient beaucoup. Dans certains cas on constate une indolence complète, dans d'autres on a constaté de vives douleurs, des convulsions, du strabisme ou de l'assoupissement comme dans notre observation.

En résumé, l'existence des phénomènes cérébraux n'a jamais permis d'affirmer quelle était la partie de l'encéphale qui était comprimée. Tout au plus peut-on de là présumer à la participation des centres nerveux. Mais, dans le cas où ils manqueraient, on ne peut dire qu'une partie encéphalique manque dans la tumeur.

8° D'après Spring, l'*expansion* dans les cris, dans les efforts, appartiendrait à la fois aux méningocèles et aux encéphalocèles. Chez notre enfant, il existe de l'expansion aux mouvements respiratoires. Nous avons observé aussi une certaine expansion qui se transmettait à la main pendant que l'enfant tetait. Il est inutile de dire que nous n'avons trouvé ni bruit de souffle, ni changement, ni diminution du volume pendant le sommeil.

Après avoir résumé les caractères communs à toutes les encéphalocèles, nous allons faire la part de ce qui revient à chaque variété :

II. — Caractères spéciaux a chaque variété. — 1° *Méningocèle*. — La méningocèle est en général une tumeur pédiculée, fluctuante et ne présentant pas à sa surface des bosselures. C'est dans ce genre de tumeurs qu'on rencontre surtout le caractère de la réductibilité. En pratiquant avec force cette réductibilité, on détermine quelquefois des phénomènes cérébraux : cris, vomissements, convulsions. Cette tumeur peut augmenter dans les cris, les efforts, et diminuer dans le sommeil.

2° *Encéphalocèle*. — Elles ne sont pas pédiculées et présentent à la première période les caractères distinctifs des méningocèles qu'elles viennent compliquer au bout de quelque temps. Dès qu'elles sont développées, on ne retrouve plus la fluctuation : elles deviennent molles, pâteuses. L'encéphalocèle peut rester réductible. Elle augmente parfois comme la méningocèle dans les cris, les efforts et diminue dans le sommeil. Si on exerce une pression légère, on ne produit en général aucun phénomène cérébral ; mais si la pression devient plus forte, on peut, en réduisant la tumeur, déterminer la dilatation de la pupille, du strabisme, une perte de connaissance et des paralysies. Dans les encéphalocèles, on peut constater des battements isochrones aux pulsations cardiaques.

3° *Hydrencéphalocèle*. — Ses caractères se rapprochent beaucoup de la méningocèle. Comme celle-ci, elle est pédiculée, transparente, fluctuante. La peau qui la recouvre est glabre et amincie, et ne présente des cheveux qu'à sa base en forme de collerette. On n'a dans cette variété ni réductibilité, ni phénomènes cérébraux, ni tension dans les efforts, ni pulsations isochrones.

Les hydrencéphalocèles sont susceptibles d'un grand accroissement qui, en déterminant une distension excessive, serait la cause des phénomènes ultimes qui hâteraient la terminaison. Elles diffèrent en cela des encéphalocèles qui peuvent rester stationnaires pendant un temps très long.

On a cru trouver aussi un caractère distinctif dans le siège de la tumeur : les encéphalocèles seraient fréquentes dans les régions nasales et orbitaires, les méningocèles dans la région occipitale et les hydrencéphalocèles dans la région sus-occipitale. Or, si on parcourt un certain nombre d'observations, on voit que rien n'est plus variable. Spring lui-même considérait cette distinction comme fausse, et a donné pour chaque siège où se développent les encéphales des exemples de chaque variété.

D'après l'énumération des divers caractères, on voit qu'aucun n'est pathognomonique ; si dans certains cas ils permettent de reconnaître la tumeur, dans d'autres ils nous laissent hésitants et dans le doute. Cela vient de ce que les distinctions qu'on a voulu faire dans ces variétés ne sont pas aussi tranchées qu'on l'a dit, et que, même pièces en main, il est quelquefois difficile de se prononcer sur la nature de la tumeur. Spring, ayant donné une pathogénie distincte pour chaque variété, avait été forcé aussi de donner une symptomatologie pour chacune d'entre elles. Il serait tout de même très utile, au point de vue pratique, de pouvoir déterminer quelle est la masse encéphalique engagée dans la tumeur et avec quelle partie du cerveau elle se trouve reliée. Mais le diagnostic sera souvent impossible. On pourra s'appuyer encore sur les déformations du crâne et les autres difformités, comme le bec-de-lièvre, le spina bifida, etc.

II

DIAGNOSTIC

Étant donné les caractères inconstants que nous avons rencontrés à propos de ces tumeurs, la difficulté qui existe dans certains cas de poser un diagnostic, on n'est pas étonné que certains chirurgiens aient pu commettre des erreurs. On lit avec intérêt l'histoire d'une erreur de ce genre commise par Duplay. Ce chirurgien avait pris une tumeur de la région antérieure pour un kyste dermoïde, mais heureusement s'arrêta à temps. On connaît le cas devenu classique de Guersant, où plusieurs praticiens célèbres hésitèrent entre une encéphalocèle et un angiome, et où on trouva la coexistence des deux tumeurs. Lallemand prit une tumeur de ce genre pour une loupe, Chassaignac pour un kyste séreux. On pourrait citer encore beaucoup d'autres erreurs commises ; ce qui semble prouver que, dans certains cas, une grande obscurité règne dans le diagnostic.

Il n'est pas difficile de reconnaître qu'une tumeur volumineuse de la région occipitale est une méningocèle, mais il n'en est pas de même pour les tumeurs peu volumineuses de la région antérieure.

On devra tout d'abord s'informer de la congénitalité de la tumeur, qui est presque toujours faite à la naissance ; et puis on s'attachera surtout à bien préciser le siège qu'elle occupe. Ce n'est qu'alors qu'on recherchera les caractères extérieurs et qu'on essaiera de distinguer la tumeur d'autres qui sont également congénitales et se développent dans les mêmes régions. En premier lieu, nous avons à distinguer les encéphalocèles des kystes congénitaux de la partie supérieure du crâne et de la nuque et de la région occipitale. Cette différenciation est rendue plus délicate pour cette raison que les kystes congénitaux ont des liens de parenté avec les encéphalocèles et qu'ils dériveraient, d'après certains auteurs, de la méningocèle qui se serait rendue indépendante du crâne par oblitération du pédicule. Cette pathogénie n'est pas admise par tout le monde, et, si on a pu constater ce fait pour la formation des kystes spinaux, aucun fait n'est venu le prouver pour les kystes du crâne. Mais il faut se rappeler que, partout où il y a une encéphalocèle, il pourrait se développer un kyste dermoïde, et c'est pour ce motif, sans doute, que beaucoup de méningocèles ont été confondues avec des kystes. En effet, les kystes ont beaucoup de caractères communs avec les encéphalocèles. Les caractères qui nous permettront surtout de les différencier sont le siège, l'absence de pédicule dans les kystes, l'épaississement ou minceur des téguments, des exencéphales, les cicatrices, l'absence de réductibilité et de phénomènes cérébraux à la compression de ceux-ci. On a constaté que les kystes se développaient fréquemment dans la grande fontanelle, au niveau de laquelle on rencontre rarement les encéphalocèles. En examinant ces caractères, on arrivera, dans beaucoup de cas, à déterminer le genre de tumeur.

L'aspect bleuté que nous rencontrons dans notre tumeur aurait pu nous faire hésiter entre une tumeur érectile et une encéphalocèle. Or, dans les tumeurs érectiles, la consistance fait surtout défaut, tandis que, chez notre malade, on a dans le lobe gauche de la tumeur une sensation de mollesse caractéristique des encéphalocèles.

Nous aurions pu penser encore au céphalœmatome, mais celui-ci se produit toujours en dehors des sutures qui sont le siège de prédilection des encéphalocèles. Le céphalœmatome se modifie assez rapidement dans les jours qui suivent sa naissance pour qu'on ne le confonde pas.

En résumé, on voit que les ressources dont nous disposons pour établir un diagnostic sont très restreintes et n'éclaireront que médiocrement le chirurgien qui aura une détermination à prendre.

III

MARCHE ET PRONOSTIC

Les encéphalocèles ont une marche progressive, dont la mort est souvent l'issue. D'une façon générale, les hydrencéphalocèles et les méningocèles sont plus graves que l'encéphalocèle, non pas tant à cause de la nature de la tumeur, mais à cause du siège qu'elles occupent. On ne connaît pas d'enfants porteurs d'hydrencéphalocèles qui aient vécu jusqu'à trois ans. La mort arrive en général au bout de quelques semaines. Ces tumeurs, en même temps qu'elles s'accroissent très vite, coexistent avec d'autres malformations qui ne permettent pas à l'individu de vivre.

Les méningocèles ont une marche moins rapide, mais l'issue en est aussi fatale, par suite des mêmes vices de conformation. On a bien soutenu avec Spring que les méningocèles pouvaient céder devant un travail d'ossification, mais il faudrait en faire la constatation.

Les encéphalocèles sont d'un pronostic moins sombre, car leur marche est plus lente. On connaît des cas d'enfants porteurs d'encéphalocèles qui ont vécu jusqu'à cinq, six, huit, neuf ans, même jusqu'à l'âge adulte. On a constaté en même temps que ces enfants étaient pour la plupart atteints d'idiotie, ce qui semblerait confirmer la gravité des malformations concomitantes.

IV

TRAITEMENT

En présence d'une telle malformation, il n'est pas étonnant que les anciens auteurs aient éprouvé une certaine crainte à établir un traitement véritablement chirurgical.

On connaît bien quelques cas où ils sont intervenus, mais c'était plutôt des cas où ils n'ont pas pu poser un diagnostic certain.

Leur traitement consistait à traiter les méningocèles, encore ne le faisaient-ils qu'avec une grande circonspection. L'abstention était recommandée dans les cas d'encéphalocèle et d'hydrencéphalocèle.

Dans le traitement des méningocèles, les moyens employés étaient la compression, les ponctions répétées et les injections iodées. Mais il faut se demander si, dans le cas où la guérison a été obtenue, on n'avait pas affaire à des kystes congénitaux.

Ces moyens mêmes n'étaient pas sans danger. Paget rapporte qu'une injection iodée répétée trois fois faillit amener une terminaison fatale chez trois malades. Le résultat fut le même dans deux cas de méningocèles traités par Holmes.

Nous ne pouvons passer sous silence la guérison d'une tumeur obtenue par M. Smith en employant l'injection de glycérine iodée. Après réduction, ayant injecté à cinq reprises cette solution, il vit la tumeur se changer en une masse dure et scléreuse. Après l'insuccès de Forestier, la ligature fut proscrite ainsi que l'excision de la tumeur.

Avant la période antiseptique, on peut dire que, si on est intervenu dans certains cas et avec succès, ce fut toujours par suite d'une erreur de diagnostic.

Dans le traitement des encéphalocèles, Spring avait recom-
mandé, après réduction de la tumeur, la contention par un appareil, et, dans le cas où la tension du liquide serait trop forte,
de faire quelques ponctions. Robert Adams, imitant l'exemple
de Spring, obtint un cas de guérison, mais pour lui l'hydrencéphalocèle ne serait pas curable. Les auteurs du Compendium
émettent la même opinion. Pour Houël, l'incision et la ligature
doivent être rejetées sans discussion. Prescott Hewet, malgré
le succès obtenu dans un cas d'encéphalocèle, dit que peu
de chirurgiens voudront se charger de lier, d'inciser ou d'enlever ces tumeurs. Briant et Heinecke pensent qu'il faut lais-
ser la maladie suivre son cours naturel.

Jusque dans ces derniers temps, la majorité des auteurs
était pour proscrire toute intervention dans les cas d'encéphalocèles et d'hydrencéphalocèles. Quoiqu'il soit impossible
souvent de distinguer ces deux variétés de tumeur, nous
n'en admettons que deux, au point de vue du traitement :

1º les tumeurs de petit volume, qui ne s'accroissent pas ;

2º les tumeurs volumineuses, qui ont une marche rapide et
qui déterminent chez ceux qui en sont atteints une issue fatale.

Les premières n'exigent aucun traitement. Il s'agit seulement de les protéger par un appareil contentif. Quant à la
seconde variété, dont les malades sont voués à une mort certaine, il semble qu'on aurait le droit d'intervenir énergique-
ment. Toutefois, dans cette deuxième catégorie, il y a des
raisons pour lesquels on doit s'abstenir dans certains cas.
Les contre-indications sont d'ordre général et d'ordre local.
Les principales contre-indications proviennent de la grandeur
excessive de l'orifice osseux ou de l'arrêt de développement de
plusieurs pièces osseuses, qui empêcheraient l'occlusion de
l'orifice après l'opération. On n'essaiera pas non plus d'opérer
des tumeurs trop volumineuses, où il aurait danger à enlever
une trop grande masse cérébrale. Les autres manifestations

concomitantes telles que les déformations du crâne, les vices
de conformation de l'encéphale, sont aussi des contre-indications. Dans ce cas-là, les enfants sont toujours des êtres incomplets. Il en est de même de l'hydrocéphalie, du bec-de-lièvre
compliqué, du spina bifida étendu ou de l'éventration, qui constituent un danger pour l'individu. Mais dans les cas où un
enfant, porteur de ces tumeurs sans autre malformation, est
vigoureux, il nous semble qu'on doit tenter la cure radicale de
cette affection.

Dans notre cas, l'intervention n'a pas été décidée par M. le
professeur Grynfeltt pour les mêmes raisons que nous avons
énumérées plus haut. La tumeur, qui semble être une méningo-
encéphalocèle, avait une tendance à la croissance, en même
temps que par la palpation on sentait un orifice osseux d'un
grand diamètre. Dans notre cas, les contre-indications sont
tirées seulement des causes locales, puisque l'enfant est très
vigoureux.

Dans ces derniers temps, les auteurs ont été d'avis qu'il
fallait intervenir activement. Mais tous ont été aussi d'un
commun accord pour reconnaître que, dans cette catégorie
d'opération peut-être plus que dans toute autre, les règles
antiseptiques devraient être appliquées avec toute leur ri-
gueur, car la moindre faute pouvait occasionner chez un jeune
opéré une méningo-encéphalite mortelle.

Déjà, en 1877, Larger dans son mémoire place au-dessus
de tous les moyens l'excision par le bistouri combinée avec la
ligature élastique.

Des deux côtés de la tumeur, il taille et dissèque un petit
lambeau destiné à recouvrir cette base ; puis, ayant introduit
le doigt dans la plaie, il reconnaît le pourtour de l'orifice osseux,
place une ligature sur le pédicule, tout près de l'orifice, et
excise la tumeur très peu au-dessus de la ligature. Le reste
du pédicule est momifié par l'alcool concentré. Il réunit en-

suite les deux lambeaux par des points de suture, en ayant soin de placer le pédicule vers l'angle inférieur de la ligne de réunion. Pansement de Lister ou de Guérin.

Le temps nécessaire à la chute du pédicule est un grave inconvénient à ce mode opératoire.

Depuis, beaucoup d'auteurs ont préconisé divers procédés opératoires ; entre autres, le chirurgien russe Sklifasowsky a donné pour l'extirpation des encéphalocèles la règle suivante : 1° incision directe de la tumeur et réduction de son contenu ; 2° suture profonde et soignée des bords de l'orifice méningé ; 3° suture partielle des téguments.

Jessop guérit une énorme méningocèle par l'incision des enveloppes et la ligature du pédicule.

A propos d'un même cas, Marshal saisit le pédicule avec un clamp pour éviter l'écoulement du liquide céphalo-rachidien, fit la ponction de la tumeur et l'excision, et réunit les bords de la plaie par une suture enchevillée. L'enfant mourut de méningo-encéphalite, par suite de la présence d'un prolongement de la pie-mère dans l'intérieur de la tumeur. Depuis, Viura y Carreras, Marion et Hildebrandt, ont publié plusieurs observations de certains cas opérés sans succès.

Vers 1887, Flothmann a repris le procédé de Sklifasowsky et divisé l'opération en trois temps : 1 il fait la ligature de la tumeur et la ponction ; 2° il extirpe le pédicule en ayant soin de fermer l'orifice du crâne en le comprimant avec les doigts ; en même temps, on fait la réduction de tout ce qu'on peut de substance cérébrale ; 3° enfin, on ferme la surface de section du pédicule par plusieurs plans de suture, les uns profonds, les autres superficiels. Un cas de guérison a été obtenu par ce procédé opératoire.

Alberti et Bergmann, au dix-septième Congrès de chirurgie allemande, ont annoncé qu'ils avaient obtenu plusieurs guérisons par le même procédé que Flothmann.

Dans ces dernières années, Périer et Berger ont obtenu un véritable succès dans l'extirpation de deux tumeurs identiques qu'ils considéraient comme deux néoplasmes cérébraux.

Voici quel est le procédé opératoire de M. Périer, adopté par M. Berger. Il trace de part et d'autre du pédicule de la tumeur deux lambeaux de peau latéraux qu'il dissèque. Le pédicule reconnu est isolé jusqu'au niveau de l'orifice osseux. A la hauteur de cet orifice, on le traverse avec une aiguille mousse, chargée d'un fil de catgut double, et on l'étreint dans l'orifice osseux lui-même au moyen de plusieurs ligatures entre-croisées disposées en chaîne. M. Périer excise alors d'un coup de ciseaux toute la partie du sac qui déborde la ligature et touche le reste du pédicule avec une solution antiseptique forte, et réunit les lambeaux par un certain nombre de points de suture assez serrés au crin de Florence. Le drainage n'est pas jugé utile ; il se contente de faire un pansement à l'iodoforme et au salol avec occlusion collodionée et compression par l'ouate.

Picqué, en 1891, a fait part à la Société de chirurgie d'un cas de guérison obtenu par l'extirpation d'une encéphalocèle occipitale. Après avoir ponctionné la tumeur au bistouri et avoir évacué le liquide, il excisa à coups de ciseaux, après en avoir fait la ligature, une partie de la masse cérébrale, dans laquelle on retrouvait les éléments du cerveau et du cervelet.

L'enfant fut perdu. Nous croyons avec M. Berger qu'il n'est pas utile d'intervenir dans les cas que nous avons classés dans la première catégorie où la tumeur n'a pas un accroissement rapide et ne menace pas l'individu d'une mort prochaine. Au contraire, dans les tumeurs volumineuses, toutes les fois qu'il n'y a pas de contre-indication tirée de l'état général ou local ; quand la tumeur ne fait que s'accroître et qu'elle est sur le point de se rompre, nous sommes parfaite-

ment d'avis qu'une intervention active et radicale est néces·
saire, en choisissant de préférence le procédé employé par
M. Périer.

———————

CONCLUSIONS

Par l'étude précédente, nous avons été amené à poser les conclusions suivantes :

1° L'encéphalocèle est une tumeur dont le développement doit être rapporté à la période embryogénique. Cette conclusion est basée sur le siège de la tumeur, sur la structure anatomique, les anomalies de développement ainsi que par comparaison avec les exencéphaliens de Geoffroy Saint-Hilaire.

2° Les causes les plus probables de ces malformations semblent être les anomalies de l'amnios (étroitesse, adhérence).

3° Dans quelques cas, l'étiologie des brides amniotiques a pu être rapportée à des traumatismes de la mère pendant la grossesse.

4° Quant à l'hyperplasie de la substance cérébrale, mise en avant par M. Berger, elle n'est prouvée que par la proencéphalie des poules huppées.

5° Les tumeurs de ce genre apportent rarement obstacle à la terminaison de l'accouchement.

6° Les caractères différentiels qu'on a établis entre les diverses variétés des encéphalocèles sont la plupart du temps exagérées et ne permettent pas toujours de poser un diagnostic sûr.

7° Les tumeurs de ce genre ont une marche rapide et dé-

terminent souvent la mort de l'individu quand il s'agit de méningocèle et d'hydrencéphalocèle. L'encéphalocèle ne crée-
rait pas un aussi grand danger.

7° L'intervention chirurgicale nous paraît justifiée dans les
cas où les tumeurs sont volumineuses, fortement tendues, à
accroissement rapide, dont les enveloppes menacent de se
rompre toutes les fois qu'il n'y a pas de contre-indication tirée
de l'état général ou local. L'abstention, au contraire, doit
être la règle quand ces tumeurs ont un petit volume et un accroissement faible.

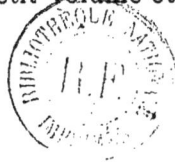

INDEX BIBLIOGRAPHIQUE

ACKERMANN. — Die Schaedeldifformittaet bei der Encephalocele congenitale (Halle 1882).

BERGER. — Considération sur l'origine, le mode de développement et le traitement de certaines encéphalocèles (Revue de chirurgie, 1890).

BIMAR. — Sur une difformité rare de la tête et de l'encéphale (Gazette hebd. de Montpellier, nᵒˢ 15 et 17, 1881).

CHARIER. — De la méningocèle congénitale (Th. de Strasbourg, 1869).

CORVINUS. — Dissert. de hernia cerebri (Argent., 1749).

DARESTE. — Productions artificielles des monstruosités (p. 402, Comptes rendus Ac. sc., 1866).

DECHAMBRE. — Dict. des sc. médicales.

G. SAINT-HILAIRE. — Des adhérences de l'extérieur du fœtus considérées comme le principal fait occasionnel de la monstruosité (Arch. gén., de méd., t. XIV, p. 392, 1827).

HIMLY. — Beiträge zur Anat. Physiol (Lief I, p. 118, Hanovre 1829).

HOUEL. — Mém. sur l'encéph. congénitale. (Arch. gén. de médecine, 1859).

LARGER. — De l'exencéphale (Arch. gén. de méd. 1877).

LEDRAN. — Observ. de chirurgie (Paris, 1731, t. I. obs. 1).

LERICHE. — Du spina bifida crânien (Th. de Paris, 1871).

MALGAIGNE. — De la nature et du trait. de l'encéph. (Journal de chirurgie, p. 333, 1844).

MECKEL. — Handbuch der pathologischen Anatomie.

MOREAU et VELPEAU. — Bullet. de l'Acad. de médecine, 1844, t. X.

NIVET. — Essai sur l'encéph. congén. (Arch. de médecine, 1838).

PICQUÉ. — Considér. sur l'anat. path., le diagnostic et trait. des encéph. (Soc. de chirurgie, 1891, t. XVII).

ADAMS (Robert). — Dublin Journal of med. sc., janvier 1883.

ROUXEAU. — Note sur une variété rare d'encéphaloc. congén. (Gazette méd. de Nantes, p. 105, 1888).

SANNÉ. — Dechambre, Dict. des sc. méd., XXXIV.

SERRES. — Recherches d'anatomie transcendante (Paris, 1832).

SPRING. — Monographie de la hernie du cerveau et de quelques lésions voisines (Mémoire de l'Acad. Royale de Belgique, t. III, 1854).

VIRCHOW. — Path. des tumeurs, trad. par Arronsohn.

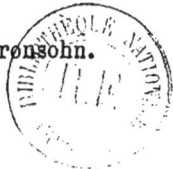

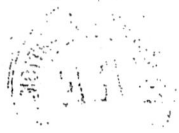

www.ingramcontent.com/pod-product-compliance
Lightning Source LLC
Chambersburg PA
CBHW070822210326
41520CB00011B/2073